DU

NOUVEAU FORCEPS

DE M. TARNIER

ET

DE LA MÉTHODE DES TRACTIONS SOUTENUES

PAR

LE DOCTEUR CHASSAGNY

Lauréat de l'Institut (prix Monthyon)

Membre de la Société de médecine et de la Société des sciences médicales
de Lyon.

PARIS

G. MASSON, LIBRAIRE-ÉDITEUR

10, RUE HAUTEFEUILLE

1877

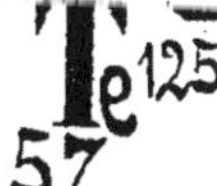

NOUVEAU FORCEPS

DE M. TARNIER

ET

DE LA MÉTHODE DES TRACTIONS SOUTENUES

PAR

LE DOCTEUR CHASSAGNY

Lauréat de l'Institut (prix Monthyon)

Membre de la Société de médecine et de la Société des sciences médicales
de Lyon.

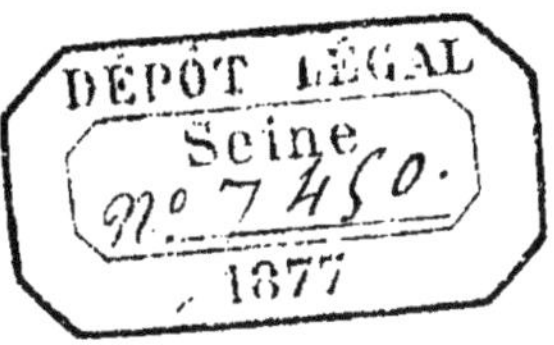

PARIS

G. MASSON, LIBRAIRE-ÉDITEUR

10, RUE HAUTEFEUILLE

—

1877

DU

NOUVEAU FORCEPS DE M. TARNIER

ET

DE LA MÉTHODE DES TRACTIONS SOUTENUES

DES DÉFAUTS DE L'ANCIEN FORCEPS.

Il y a vingt ans, la question du forceps paraissait épuisée et toute conception nouvelle devait tomber bientôt sous le coup du ridicule. Quand ils ne savent pas se servir des anciens forceps, ils en inventent un nouveau, avait dit Velpeau ; cette spirituelle boutade du savant professeur remplaçait tous les arguments et semblait avoir fermé pour toujours la porte du progrès.

Il est vrai que depuis bien longtemps rien de sérieux n'avait été tenté, on ne voyait surgir que d'insignifiantes modifications de la forme, du volume, du mode d'articulation ; on se perdait dans les infiniment petits et l'on négligeait complétement les grandes questions de principe, on se préoccupait de défauts insignifiants souvent imaginaires et les vices radicaux n'étaient pas même soupçonnés.

Mais aujourd'hui la question se présente sous un jour tout nouveau, les études ont pris une autre direction et le progrès s'affirme par une tendance des meilleurs esprits à sortir des ornières de la tradition et de la routine. Sous cette salutaire influence, de nombreuses erreurs sont déjà redressées et des idées acceptées jusqu'ici comme des dogmes indiscutables commencent à n'être plus que des monstrueuses hérésies de mécanique obstétricale ; l'esprit d'invention a pris un nouvel essor, et si toutes les créations qu'il inspire ne sont pas marquées au coin d'une incontestable utilité et d'une irréprochable logique, il en est d'autres qui réalisent des progrès sérieux et qui surtout constituent une protestation énergique contre les errements du ●passé. C'est par là principalement que se recommande le nouveau forceps du docteur Tarnier.

L'importance de l'instrument, la haute position de l'accoucheur, sa compétence incontestée, tout nous fait un devoir de consacrer une étude sérieuse et approfondie à l'examen de cette nouvelle création.

Pour compléter cette étude, nous suivrons l'auteur dans l'examen critique auquel il s'est livré à propos des anciens forceps et de leur principale fonction; en second lieu nous examinerons le forceps lui-même et nous étudierons ses fonctions et la manière dont il remplit les indications posées par le savant accoucheur.

Pour légitimer la création d'un nouveau forceps, M. Tarnier a dû faire le procès aux anciens; mais il est à regretter qu'il n'en ait pas suffisamment fait ressortir les plus grands défauts et que ceux qu'il signale soient beaucoup trop légers pour rendre un changement utile et indispensable.

Notre savant confrère constate, il est vrai, qu'avec l'ancien forceps il est impossible de tirer dans l'axe des détroits, mais il n'en donne pas la véritable raison, la seule sérieuse et indiscutable, à savoir : que, pour tirer dans l'axe d'un canal, il faut avant tout que la force soit placée dans le prolongement de cet axe. En effet, si nous empruntons la figure de M. Tarnier (pl. I, fig. 1), il est évident qu'à quelques points de la continuité des manches du forceps que les mains soient placées, supposons que ce soit au point M et au point E, elles ne seront jamais dans le prolongement de la ligne AB et elles ne pourront jamais tirer dans la direction de cette ligne dans l'axe du bassin.

Certainement, cette notion n'est pas étrangère à M. Tarnier, son forceps en fait foi; mais il ne donne pas cette formule si simple, si élémentaire, si complétement satisfaisante, il préfère rééditer les errements classiques et dire que le périnée empêche de porter les manches du forceps assez en arrière pour pouvoir

Planche, I

Fig.1.

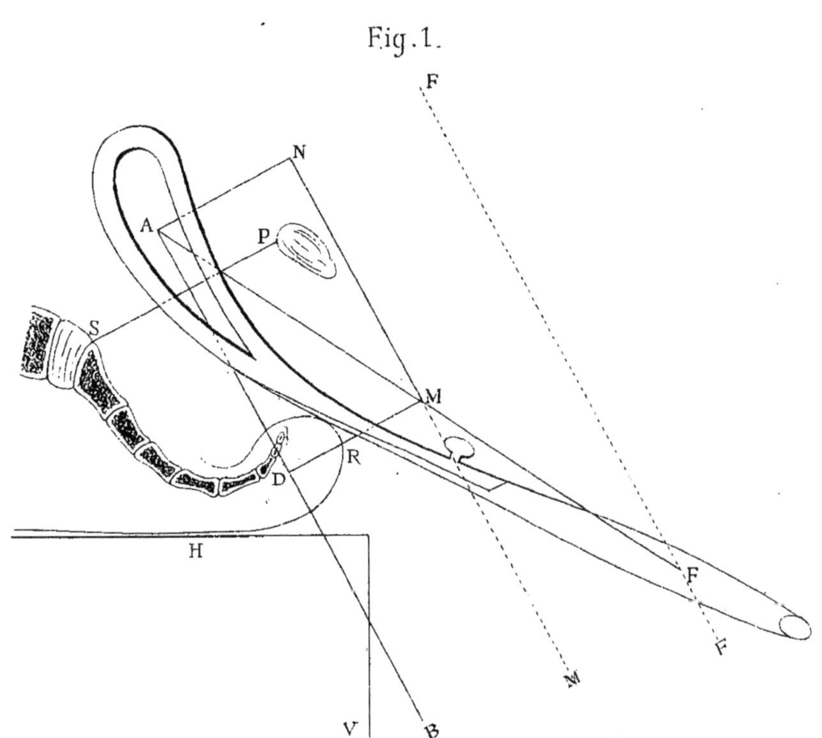

Fig. 1 Forceps ordinaire appliqué au-dessus du détroit superieur

SP. Diamètre sacro-pubien minimum — AB. Axe du détroit supérieur — AF. Direction des tractions — ADMN. Parallélogramme des forces — A. Centre supposé de la tête — P. Pubis — R. Périnée — S. Promontoire — H. Plan horizontal formé par le lit — V. Plan vertical correspondant au bord du lit — MN.FF. Tractions exercées parallélement à l'axe.

Fig. 2

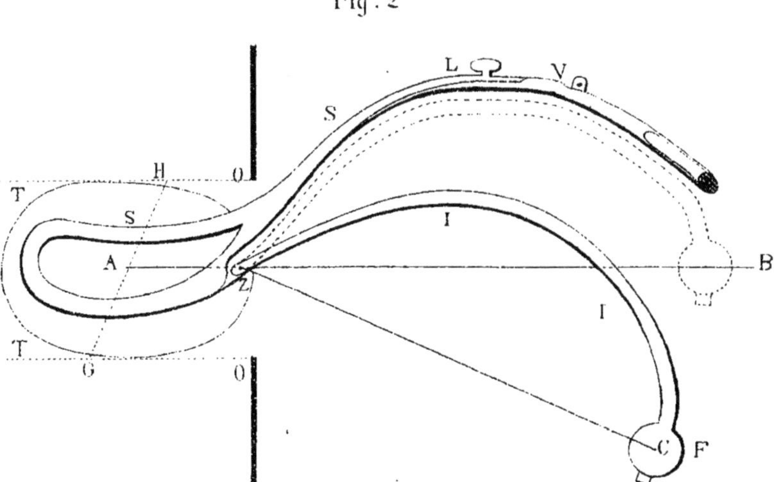

Fig. II. Forceps Tarnier (Figure schématique)

SSS. Branches de préhension — H. Tiges de traction — TT. Tête fœtale — OO. Bords de l'ouverture que la tête doit franchir — AB. Axe de l'ouverture que la tête doit franchir — ZF. Ligne des tractions mal dirigées — A. Centre supposé de la tête — C. Coupe de la poignée dans laquelle s'implantent les tiges de traction — L. Pivot de l'articulation des branches de préhension — V. Vis de pression.

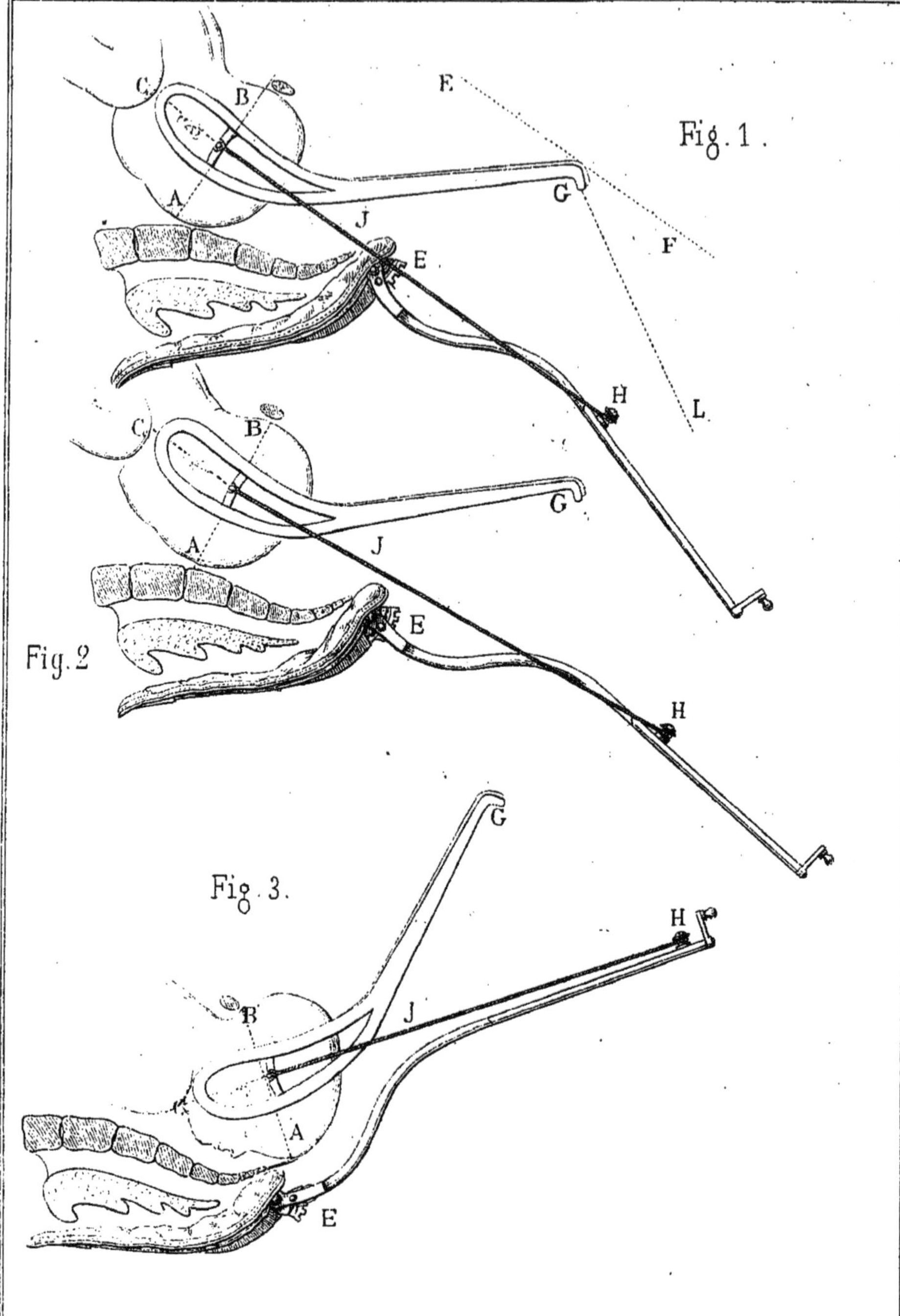

La courbure sur champ étant concentrique aux axes du bassin, il s'ensuit que l'extrémité de la cuiller est toujours perpendiculaire à ses différents plans. — La ligne CH est donc toujours dans l'axe de ces plans. — Sachant qu'elle fait avec les branches du Forceps un angle J.G.H. il suffit dans tous les temps de l'opération de diriger le tracteur de manière à reproduire cet angle, et l'on est assuré de tirer rigoureusement dans la direction de l'axe des différentes régions, comme on le voit Fig. 1.2.3.

tirer dans l'axe du bassin, donnant ainsi une approbation implicite à ce monstrueux précepte que nous trouvions encore il y a peu de temps dans les bagages de l'enseignement officiel de la Faculté, et en vertu duquel, suivant le style imagé du professeur, il faut tirer *en bas de telle sorte que l'instrument n'ait de limites que le périnée de la femme* (Pajot, Cours de 1857, rédigé par le docteur Tallon) (1).

Il est vrai que le dessin de M. Tarnier nous prouve surabondamment qu'il apprécie à sa valeur et qu'il repousse cette irrationnelle et malsaine pratique ; mais elle n'en est pas moins la conséquence logique de cette phrase par laquelle il commence son mémoire :

« Tous les accoucheurs, dit-il, savent que dans une applica-

(1) Dans une lettre adressée au *Bulletin de thérapeutique* à propos de cette citation, M. Pajot, avec cette aménité et cet atticisme que l'on connaît, met les lecteurs du journal en garde contre des préceptes tronqués ou dénaturés, que lui attribuent naturellement, dit-il, certains accoucheurs de robe courte, dans le but d'une réfutation facile ; il déclare que toutes les citations, empruntées à un texte non signé de son nom, ne méritent aucune confiance. C'est assez, dit-il, d'être chargé des erreurs que je puis commettre sans endosser les inepties écloses dans le cerveau de ces braves gens-là.

Cependant il est assez d'usage que les souvenirs des élèves servent à vulgariser les méthodes des maîtres, et personne ne semble avoir plus de droits que le professeur Pajot à ce mode de consécration de ses idées. Son enseignement est si précis, si correct, ses expositions sont faites avec tant de lucidité et d'une manière si pittoresque qu'il pénètre de force dans les intelligences les plus rebelles et qu'il frappe les esprits les plus distraits.

Lors donc qu'un étudiant zélé, studieux, assidu comme l'était notre regretté confrère le docteur Tallon, a recueilli religieusement tout un cours, on peut se croire en droit d'espérer que ce cours fait connaître exactement quelle était la pensée du maître *à cette époque.* Le doute n'est plus possible, lorsqu'on y trouve une phrase aussi typique que celle que je viens de citer et qu'on y cherche en vain un mot de protestation contre le précepte classique de *tirer en bas et en arrière.*

Si cependant, malgré ses éminentes qualités, le docteur Tallon n'a pu arriver qu'à trouver une place parmi ces *braves gens* dont le professeur Pajot ne veut pas endosser les inepties, que faudrait-il penser d'un grand nombre d'élèves moins sérieux qui sont certainement attirés par l'enseignement substantiel du professeur, mais qui ne sont pas fâchés d'y applaudir la farce rabelaisienne et d'y trouver le petit mot pour rire ? et dès lors quelle valeur peut avoir le témoignage qu'invoque si souvent M. Pajot des milliers d'élèves qui ont passé par son enseignement ?

Après cette protestation peu parlementaire, M. Pajot a tenu à prouver

tion de forceps bien conduite les tractions doivent être, autant que possible, dirigées suivant l'axe du bassin; mais tous avouent qu'au détroit supérieur et au-dessus de ce détroit, il est impossible de tirer *assez en arrière*, parce que l'instrument est forcément maintenu dans une mauvaise direction par la résistance du périnée; j'irai plus loin, etc. »

Après avoir ainsi tenté d'établir l'impossibilité de tirer dans la direction des axes du bassin, M. Tarnier examine les procédés par lesquels on essaye de tourner la difficulté en immobilisant la partie moyenne du forceps et en relevant l'extrémité des manches, ou bien en abaissant d'une main la partie moyenne, tandis que l'extrémité est immobilisée par la main opposée. Tout en reconnaissant l'utilité de ces manœuvres, il constate qu'avec elles on procède empiriquement, on agit au hasard et par tâtonnements, et qu'il est bien certain que la résultante obtenue n'est jamais la direction exacte de l'axe du bassin.

Telles sont les notions avec lesquelles M. Tarnier aborde le problème de mécanique le plus compliqué et cherche à se rendre compte des défauts du forceps ordinaire comme instrument de traction et des conséquences de ces défauts.

Notre savant confrère compare la force s'exerçant normalement, irréprochablement suivant la ligne AB (pl. I, fig. 1), avec une force exercée sur les manches du forceps par un accoucheur tirant dans la direction de la ligne AF. Mais d'où vient donc cette direction AF? Où sont les accoucheurs qui l'ont préconisée? Je

que, pas plus aujourd'hui qu'en 1857, il ne considère comme une ineptie le précepte de porter fortement les manches en arrière, car, parmi les autorités qu'il invoque dans sa seconde sur le forceps à aiguille, il en est une qu'il cite textuellement (*Annales de gynécologie*, p. 324) et qui est conçue en ces termes :

« Au détroit supérieur, l'instrument n'est pas parallèle à l'axe du détroit abdominal et de la partie supérieure de l'excavation, mais il l'est assez pour empêcher que la tête ne soit entraînée et retenue contre le pubis, comme cela arriverait *si on négligeait d'abaisser fortement le manche* (absolument comme dans le cours rédigé par M. Tallon). »

crois être le premier qui ait dit que, les mains n'étant pas placées dans la continuité de l'axe du bassin, on ne pouvait pas tirer dans la direction de cet axe, que tous les efforts faits pour se rapprocher de cette direction aboutissent à tirer non pas dans l'axe, mais parallèlement à l'axe, et malheureusement je n'ai éveillé aucun écho en disant que, dès lors, il n'y a qu'une seule direction rationnelle, c'est celle qui fait passer la force par le centre de figure suivant la ligne AF ; c'est celle qu'adopte M. Tarnier le crayon à la main et qu'il repousse par tous ses raisonnements, lorsque, *avec tous les accoucheurs*, il prétend que le défaut capital du forceps, c'est d'être maintenu dans une mauvaise direction par le périnée. Au moins, pour être conséquent, faudrait-il se rapprocher autant que possible du périnée, le déprimer même au besoin, tandis qu'avec la direction AF, qui, je le répète, est la seule rationnelle, on tend au contraire à en éloigner l'instrument, et surtout à s'éloigner du précepte banal de tirer *en bas et en arrière* dans l'axe du détroit supérieur.

Mais, en supposant que cette traction suivant la ligne AF soit acceptée par tous, en supposant qu'il soit possible de l'exercer régulièrement, c'est-à-dire de faire passer exactement la force par le centre de figure dont on ne connaît qu'imparfaitement la position, voyons ce qu'il faut penser du parallélogramme des forces posé par M. Tarnier, et je dis que, dans les deux hypothèses où l'on peut se placer, il a le tort ou d'aggraver le défaut ou de l'atténuer.

Le vice capital dont M. Tarnier a parfaitement l'intuition, qu'il va bientôt essayer de corriger avec son forceps, mais qu'il ne signale pas d'une manière franche et nette, ce n'est pas la forme de l'instrument, c'est sa rigidité. Lorsque l'on tire suivant une ligne AF, on tire dans une direction rectiligne un corps qui doit se mouvoir dans une direction curviligne, c'est-à-dire que la direction de la ligne AB changeant à chaque millimètre de progression de la tête, il faudrait de deux choses l'une, ou varier dans la même proportion la ligne AF pour conserver toujours l'angle ABF, ou bien que l'insertion de la force fût mobile au point A pour permettre à cet angle de varier sans compromettre la liberté de la tête. Hors de ces deux conditions, on entraîne la

tête dans une direction vicieuse, on la force à engager ses diamètres majeurs, au lieu de la laisser libre de s'engager dans ses
diamètres mineurs.

Dans cette hypothèse, qui, avec un instrument rigide, est toujours la vraie, le parallélogramme des forces institué par
M. Tarnier atténue considérablement le défaut de l'instrument et
n'indique qu'une faible partie de l'exagération de pression subie
par la tête et par le bassin.

Si, au contraire, le forceps était brisé au point A, la traction
en AF serait presque irréprochable et le parallélogramme institué par M. Tarnier exagérerait considérablement le défaut. En
effet, ce parallélogramme ne serait régulièrement construit que
si la tête devait descendre dans un canal rectiligne et dans la
direction imposée par la traction, mais il faut tenir compte
en outre qu'elle parcourt un trajet beaucoup plus grand en
arrière qu'en avant, ce qui atténue considérablement la pression
subie par le pubis. Il faut aussi tenir compte de la différence de
forme qui existe entre la paroi antérieure et la paroi postérieure
du bassin ; il y a en arrière une saillie qui entre dans la tête, qui
y creuse un sillon souvent très-profond, tandis qu'en avant il y
a un vide résultant de la différence de courbure de la tête et de
la face postérieure du pubis. Il y aurait donc un certain avantage
à agir avec un peu plus de puissance en avant pour mouler la
tête dans ce vide et l'en faire bénéficier.

Je dis qu'avec la mobilité de l'insertion de la force au point A
la direction AF serait presque irréprochable, et, en effet, la nature n'agit jamais dans une direction aussi favorable, il s'en faut
de beaucoup, car la force transmise par le rachis et appliquée
vers le trou occipital est bien loin de passer par le centre de
figure ; mais le bassin rectifie ces écarts considérables de direction, grâce à la mobilité de l'insertion, grâce à la double articulation de l'atlas avec l'axis, de l'atlas avec l'occiput. Que l'on
supprime cette mobilité, que l'on ankylose ces articulations, et il
n'y aura plus un seul accouchement possible, même dans les
bassins les mieux conformés.

Je m'étais figuré que tous les accoucheurs comprenaient le

rôle que jouent ces articulations dans les mouvements de flexion et d'extension de la tête, dans les mouvements de rotation par lesquels nous voyons tous les jours l'occiput ou le menton ramené sous le pubis, et qu'ils devaient accepter avec enthousiasme un moyen d'imiter les procédés de la nature ; mais il n'en est rien, et dans les régions les plus élevées de la science l'utilité de la mobilité de la force à son point d'application n'est pas même soupçonnée. Le professeur Pajot nous en fournit la preuve lorsque, dans son appréciation du forceps de M. Tarnier, il lui dit : « Fixez un lacs sur le point de la tête le plus accessible au doigt, tirez du dehors ce lacs ; j'affirme qu'avec un bassin normal et une tête ordinaire vous arriverez à extraire le fœtus.

« Or, aurez-vous suivi les axes du bassin ? Très-mal.

« C'est le bassin lui-même qui aura servi de directeur. »

Le savant professeur vient de donner ironiquement un sérieux et excellent conseil, il vient de faire de la méthode des tractions soutenues sans le savoir. Certainement on extraira la tête, et on l'extraira dans de meilleures conditions, on n'empêchera pas le bassin d'être directeur, on pourra tirer dans une mauvaise direction, mais en permettant à la tête d'en suivre une bonne, tandis qu'avec une tige rigide on la force à passer dans la mauvaise position que lui imprimerait une direction vicieuse ; on fait, je le répète, passer de vive force des diamètres majeurs au lieu de permettre au bassin de choisir les diamètres mineurs (1).

(1) Courageusement embusqué derrière ce prétexte libéral qu'en ne désignant personne nominativement on ne crée aucun droit à une réponse, M. Pajot, dans sa *seconde sur le forceps à aiguille*, oublie à son aise le respect dû aux personnes et à la vérité ; à propos de cette phrase si claire et donnant si peu de prise à l'équivoque, il n'hésite pas à travestir ma pensée et à dire : « Ces théories ont été inventées par les prôneurs d'engins nuisibles ou superflus, qui poussent l'absurdité jusqu'à déclarer qu'un lacs fixé dans la tête tire suivant les axes. » (*Annales de gynécologie*, p. 347.)

Si M. Pajot sait lire et comprendre ce qu'il lit, il a dû voir que je n'ai pas le moins du monde parlé de tirer suivant les *axes avec un lacs* fixé à la tête, puisque j'ai affirmé au contraire qu'avec ce lacs il importait très-peu de suivre la direction des axes, et que je pouvais tirer dans une direction mauvaise en permettant à la tête d'en suivre une bonne. Les honnêtes gens jugeront la loyauté d'une semblable polémique.

J'ai dit que la descente de la tête constituait le problème de mécanique le plus difficile ; et, en effet, M. Tarnier ne s'est préoccupé que des points de contact de la tête avec le diamètre sacro-pubien ; mais ces contacts ne se bornent pas à cette région, elle est en rapport avec des points excessivement multipliés du bassin, et à chacun de ces points, en les supposant visibles et tangibles, il faudrait étudier la décomposition des forces, poser un nouveau parallélogramme en tenant compte de l'angle sous lequel les parties se rencontrent, de leur dureté, de leur dépressibilité relative, etc., etc. ; en un mot, il faudrait faire un travail qui ne pourrait être exécuté ni par l'ingénieur le plus habile, ni par le mécanicien le plus consommé, et qui pourtant devrait être renouvelé à chaque seconde au fur et à mesure des changements qui se produisent incessamment depuis l'entrée jusqu'à la sortie du bassin.

Cependant, comme on le voit, M. Tarnier n'a considéré que l'action la plus correcte, la plus irréprochable d'un accoucheur tirant sur son forceps d'après les plus saines idées mécaniques ; à quelles conclusions n'eût-il pas été conduit, s'il l'avait montré faisant sciemment et volontairement de son forceps un levier, tirant alternativement en haut et en bas, à droite et à gauche, pour suppléer à l'insuffisance de ses forces et dégager la tête par une série de luxations ! Combien ne l'eût-il pas condamné davantage, s'il l'avait surpris se conformant aux préceptes de ses maîtres et adoptant les errements classiques pour tirer en bas et en arrière suivant les lignes FF et MN !

Dans son admirable mémoire sur le levier, le savant accoucheur belge M. Hubert père a parfaitement établi que tout ce que l'on pouvait faire en cherchant à se rapprocher de l'axe du bassin, c'était de tirer parallèlement à cet axe suivant les lignes FF et MN ; il a montré combien la direction de ces lignes s'éloigne du centre de figure, vers lequel toutes les notions de mécanique enseignent que toutes les forces doivent converger ; il a démontré péremptoirement que, dans ces cas, le forceps était transformé en un levier dont il a mesuré l'énorme puissance en faisant toucher du doigt les dangers que l'on crée pour la mère

et l'enfant en écartant violemment la tête des axes du bassin, de
ce qu'il appelle si pittoresquement et si ingénieusement « la ligne
centrale des résistances ».

Moi-même, d'une manière moins scientifique et en parlant
exclusivement aux yeux, j'ai prouvé expérimentalement les conséquences fâcheuses des tractions ainsi exercées.

Un bassin artificiel est organisé de telle manière que les symphyses pubiennes s'écartent si l'on y fait passer une tête trop
volumineuse ; d'un autre côté, une tête artificielle peut se déprimer contre l'angle sacro-vertébral et passer juste sans écartement des symphyses lorsqu'elle s'engage suivant ses diamètres
mineurs. Ce résultat s'obtient d'emblée et sans aucun tâtonnement lorsque la force est insérée au centre de figure. Si, au
contraire, on tire sur une tige rigide représentant les manches
d'un forceps, en cherchant à se rapprocher de l'axe du canal, on
voit aussitôt les symphyses s'écarter ; cet écartement atteint
bientôt 1 centimètre, et comme l'instrument n'en permet pas
un plus grand, on se heurte contre un obstacle invincible que
l'on ne pourrait franchir qu'en brisant l'appareil ou en changeant la direction des tractions.

Cette expérience démontre combien le problème de la descente de la tête est facilement résolu par l'insertion de la force
au centre de figure, elle montre qu'avec cette insertion on n'a
que très-peu à se préoccuper de donner à ses efforts une direction
rigoureusement exacte ; l'effort dynamométrique n'est pas sensiblement augmenté lorsqu'au lieu de tirer suivant l'axe on croise
cette ligne sous un angle de 50, 60 et même 45 degrés ; le parallélogramme des forces institué par M. Tarnier reçoit ainsi en
pratique comme en théorie un complet démenti (1).

(1) Ce travail était terminé et imprimé dans le *Bulletin de thérapeutique ;* mais j'étais toujours poursuivi par cette pensée, que je n'avais
qu'imparfaitement apprécié les causes de l'erreur commise par nos ex-
cellents confrères les docteurs Tarnier et Hubert, et partagée par l'im-
mense majorité des accoucheurs admettant aveuglément le parallélogramme des forces qu'il ont tracé et qu'ils présentent avec de si grandes
apparences de raison comme un axiome de mécanique.

Et d'abord, en traçant ce parallélogramme des forces, M. Tarnier est-il

Mais ce qui est surtout remarquable et péremptoirement démontré, c'est qu'en tirant par la tige rigide il faut un effort infiniment moindre pour faire écarter les symphyses qu'il n'en faut pour faire franchir la filière par une traction correcte, et cet effort diminue d'autant plus qu'on applique la force plus près de l'extrémité de la tige.

On peut ainsi se convaincre que la force exercée par un accoucheur sur les manches d'un forceps échappe à toute appréciation dynamométrique en ce qui concerne les effets produits sur la tête de l'enfant et le bassin de la mère, et l'on voit combien est dangereuse l'erreur de ceux qui étudient leur force au dynamomètre et qui croient pouvoir en mesurer les effets dans l'accouchement.

Supposons une tête, ayant atteint son maximum de réductibilité, engagée dans un bassin arrivé à son summum d'extensi-

bien sûr que c'est sur la ligne médiane que s'exerce la plus grande pression? n'est-il pas possible que ce soit sur les côtés et qu'il y ait ainsi pour la tête une invite à tourner en même temps qu'à descendre? Mais supposons que la pression est bien sur la ligne médiane et exclusivement sur la ligne médiane; mon honorable confrère voudra bien me permettre une comparaison bien vulgaire, mais qui rendra parfaitement toute ma pensée :

Prenons le tiroir d'un meuble, attachons un cordon à un bouton planté à la partie moyenne de sa face antérieure et tirons sur ce cordon dans l'axe du meuble, le tiroir obéit très-facilement ; cessons de tirer dans l'axe, faisons avec cet axe un angle de 45 degrés, nous éprouverons une résistance plus ou moins considérable, peut-être même le tiroir n'obéira-t-il plus à l'effort. Alors on construit le parallélogramme des forces et on croit mesurer exactement l'augmentation de la résistance.

Mais, savonnons les côtés du tiroir et, de suite, nous allons voir que cette résistance n'est plus la même, que le tiroir tiré sous le même angle obéit avec beaucoup plus de facilité. Voilà donc déjà deux cas où le parallélogramme des forces construit dans les mêmes conditions *géométriques* donne des résultats tout différents.

Il y a plus, si nous annulons complétement les frottements en interposant des roulettes sur les côtés du tiroir, on pourra tirer sous un angle de 45 degrés et même sous un angle plus aigu sans percevoir même une augmentation de résistance, le tiroir obéit aussi bien que lorsqu'il est tiré dans l'axe.

Si l'on analyse avec soin ce phénomène, on voit que, si le tiroir reste libre malgré l'excentricité de la traction, il doit cette liberté au mode

bilité : un effort excentrique des plus minimes exercé sur les manches du forceps suffirait pour amener une rupture des symphyses, et l'accoucheur qui, dans ce cas, croirait se donner un satisfecit en invoquant le peu de force qu'il a déployée, ferait le même raisonnement qu'un voiturier qui, ayant une voiture pesamment chargée et attelée de six chevaux, casserait son brancard en voulant la dégager d'une ornière et en ne faisant tirer à gauche ou à droite que le seul limonier, et qui manifesterait son étonnement de voir céder à la force d'un seul cheval un brancard supportant habituellement l'effort six fois plus grand de l'attelage complet.

Tels sont les arguments que l'on peut invoquer contre les anciens forceps pour en démontrer les dangers et établir la nécessité d'y renoncer.

d'attache; on voit que le cordon sur lequel on tire constitue une tige flexible, doublement articulée vers la main qui produit la force, vers le bouton où elle est insérée; on constate que l'angle formé par ce cordon de traction avec le véritable axe du tiroir varie à chaque instant de la progression; et, si l'on fait la contre-épreuve en remplaçant le cordon par une tige rigide plantée solidement à la place du bouton, on voit que le bénéfice de l'annulation du frottement par des roulettes est tout à fait perdu et qu'en tirant sur cette tige sous un angle de 45 degrés le tiroir reste complétement immobile, parce qu'on le force à passer dans le sens d'une diagonale, au lieu de le laisser libre de présenter son plus petit diamètre.

C'est ainsi que se trouve justifiée de tous points mon assertion qu'avec une traction exercée par l'intermédiaire d'une tige rigide le parallélogramme des forces institué par M. Tarnier atténue les défauts de l'excentricité de l'effort et qu'au contraire il les exagère dans une proportion considérable, lorsqu'il s'agit d'une traction exercée sur une tige flexible articulée au point d'attache, et il les exagère d'autant plus que la nature a tout fait pour remplacer les roulettes dont je parlais dans ma comparaison. En effet, ce sont des surfaces arrondies qui rencontrent d'autres surfaces arrondies sous des angles qui les]font glisser facilement les unes sur les autres, tandis que ce glissement est encore favorisé par l'excessive lubréfaction des parties.

Cette note démontrera, je l'espère, combien sont immenses les difficultés qui président à l'étude de la décomposition des forces et combien elles sont facilement résolues par la liberté laissée à la tête au moyen de l'insertion de la force au centre de figure.

Peut-être M. Tarnier aurait-il pu rechercher si ces objections ne s'étaient pas déjà produites, et surtout si la science n'avait pas été dotée d'un moyen infaillible de les réduire à néant. Avant de rappeler ce moyen et de le comparer au nouveau forceps de M. Tarnier, je vais d'abord faire une description sommaire de son ingénieux instrument.

DESCRIPTION DU FORCEPS DE M. TARNIER.

Pour faire ressortir les avantages sérieux du nouveau forceps de M. Tarnier et pour signaler avec impartialité et en parfaite connaissance de cause les *desiderata* qu'il n'aurait qu'imparfaitement remplis, je ne saurais mieux faire que d'emprunter un des dessins et la description de notre éminent confrère, qu'il fait en ces termes :

« Le forceps que je propose et que j'ai présenté à l'Académie de médecine dans la séance du 23 janvier 1877, se compose de deux branches de préhension SSS et de deux tiges de traction II, fig. 2 ; celles-ci s'implantent dans une poignée transversale dont la coupe est représentée en C ; chacune des branches de préhension SSS et des tiges de traction II présente une partie articulaire Z.

« Les branches de préhension SSS sont ainsi réunies aux tiges de traction II par une articulation Z, mobile dans tous les sens. On remarquera que les branches de préhension SSS sont croisées et articulées entre elles en L comme dans le forceps ordinaire, tandis que les tiges de traction II sont parallèles comme dans le forceps de Thenancé.

« Le forceps est supposé appliqué sur la tête fœtale, les bords de l'ouverture à franchir sont indiqués par les lettres OO. Il faudrait tirer suivant la ligne AB, qui indique l'axe de l'ouverture que la tête doit traverser ; mais les tractions sont faites dans une direction défectueuse ZF, et le grand écartement entre les branches de préhension SS et les tiges de traction II avertit l'opérateur qu'il tire mal. Que faut-il faire pour rendre aux tractions une direction irréprochable ? Relever la poignée C jusqu'à ce que la ligne de traction coïncide avec l'axe AB et que les tiges de traction aient pris la situation indiquée par les lignes ponctuées.

« Les tiges de traction, unies aux branches de préhension par une articulation mobile dans tous les sens et *peu éloignée* du centre des cuillers, laissent à la tête la liberté de suivre la courbure du bassin, aussi cette tête change à chaque instant de direction et communique son mouvement aux branches de préhension SS, qui à chaque instant s'éloignent des branches de traction II. Ces branches de préhension jouent donc ici le rôle d'une véritable aiguille indicatrice, puisque l'opérateur, pour bien diriger ses tractions, n'a qu'à suivre les oscillations des branches de préhension et à maintenir entre ces branches et les tiges de traction un intervalle de 1 centimètre environ. Quand on tire trop bas, cet intervalle augmente ; quand on tire trop haut, les branches de préhension et les tiges de traction se touchent, ce qu'il faut éviter. »

Tel est le nouveau forceps de M. Tarnier. Examinons-le maintenant au double point de vue des deux principales fonctions que doit remplir un forceps comme agent de préhension et de réduction de la tête et comme agent de traction.

Comme agent de préhension et de réduction de la tête, le forceps de M. Tarnier ne diffère en rien des forceps croisés ordinaires, du forceps de Levret et de tous ses dérivés. Il est par conséquent passible des mêmes reproches, mais à un degré beaucoup moindre, que beaucoup de forceps modernes dont on a considérablement exagéré les défauts en proportion de la diminution de la longueur des branches, de l'articulation à l'extrémité des cuillers.

J'ai depuis longtemps démontré théoriquement, expérimentalement et cliniquement la supériorité d'un forceps droit à branches longues, parallèles et jouissant d'une certaine flexibilité ; j'ai établi qu'avec un forceps ainsi construit les pressions s'exercent presque perpendiculairement au diamètre embrassé, qu'elles lui sont tangentielles, qu'elles sont presque nulles sur la base, à l'extrémité des cuillers, aux points où elles sont inutiles et dangereuses, qu'elles sont au contraire puissantes sur la voûte réductible, aux points où elles sont efficaces et inoffensives, et qu'enfin elles laissent à la tête toute liberté de s'allonger pour compenser les réductions que lui fait subir le forceps dans un sens et le bassin dans un autre.

M. Joulin et le savant accoucheur belge M. Hubert ont magistralement décrit ce qui se passe lorsqu'une tête est saisie et tirée par un forceps croisé ; ils ont constaté que la peau, les sutures et les fontanelles sont violemment distendues ; la substance cérébrale, comprimée dans deux sens par le forceps et par le bassin, réagit contre tous les points soustraits à la pression et y produit cette énorme distension. Avec le forceps droit, au contraire, la tête trouve entre les deux cuillers parallèles toute la place nécessaire pour s'allonger à l'aise et compenser les diminutions que lui font subir les pressions du forceps et du bassin ; et alors, au lieu de cette masse obtuse, tendue que l'on perçoit avec le forceps croisé, on a, comme dans l'accouchement naturel, une tête conique et précédée des replis du cuir chevelu ; on sent que la pulpe cérébrale subit la compression nécessaire pour lui faire changer de forme, mais qu'elle n'en subit point tendant à diminuer son volume, jusqu'à la faire refluer par les ouvertures du crâne, et la repousser même dans la poitrine par les trous de conjugaison, comme M. Bailly en cite des exemples dans sa thèse de concours.

Pour démontrer cette vérité déjà si saisissante en théorie, j'ai fait construire une tête en caoutchouc, massive dans les points correspondant à la base, creuse et renfermant de l'eau, c'est-à-dire un liquide incompressible, dans la partie correspondant à la voûte, et j'ai constaté qu'en faisant passer cette tête dans des filières artificiellement rétrécies, il fallait un effort beaucoup plus considérable lorsqu'elle est saisie avec le forceps croisé, que lorsqu'elle est saisie avec le forceps droit ; cet effet se produit toujours quel que soit le diamètre du bassin rétréci, qu'il corresponde au diamètre de la tête embrassé par le forceps ou bien au diamètre opposé. J'ai constaté par la même expérience que les pressions subies par les parois du bassin sont en raison directe de la force de traction nécessaire pour faire franchir la filière.

Ces données théoriques et expérimentales sont pleinement justifiées par l'épreuve clinique. Parmi les nombreux faits que je pourrais citer, j'en choisirai un tout récent, d'une éloquence telle qu'il ne peut laisser aucun doute dans l'esprit :

Le 10 février 1877, je suis appelé par un de nos jeunes confrères, le docteur Potel, pour terminer une application de forceps. Le forceps croisé ordinaire était en place, quelques tractions avaient été exercées sans résultat ; la tête en première position était très-correctement saisie ; la malade était agacée, nerveuse, indocile ; elle était réfractaire au chloroforme ; l'obstacle me paraissait très-facile à surmonter, je ne proposai pas à mon confrère de remplacer son forceps, sur lequel je me décidai à exercer des tractions mécaniques. Mais ces tractions durent être beaucoup plus énergiques que je ne l'avais supposé, je pus constater cette distension excessive des sutures et des fontanelles si bien décrite par MM. Joulin et Hubert, et après dix minutes environ d'efforts infructueux, le forceps lâcha prise. J'appliquai alors mon forceps à branches parallèles et, dès les premières tractions, la tête céda sous un effort relativement très-minime ; l'accouchement fut rapidement terminé, mais malheureusement l'enfant ne put être ramené à la vie.

Mon honorable confrère le docteur Potel m'autorise à dire qu'il a été profondément étonné de cette différence d'action des deux instruments, et certainement, si je ne l'avais pas mis dans le cas de faire cette comparaison, si mon forceps avait été d'emblée substitué au forceps croisé, il aurait été parfaitement autorisé à penser que j'avais fait subir à la malade des souffrances inutiles en faisant cette réapplication, et qu'en définitive je n'avais enfoncé qu'une porte ouverte.

Depuis bien longtemps déjà je poursuis cette campagne contre une tradition bientôt séculaire ; mais je ne me décourage pas, la vérité a le temps d'attendre, ses droits sont imprescriptibles. Du reste, mes efforts commencent à porter leurs fruits, un grand nombre de ceux qui créent aujourd'hui de nouveaux forceps ont renoncé au croisement des branches, MM. Hamon, Pros (de la Rochelle) et plusieurs autres, ont fait des forceps à branches parallèles, notre honorable confrère le docteur Tarnier lui-même a fait deux forceps, il hésite, ses convictions commencent à s'ébranler, c'est de bon augure pour l'avenir.

DU FORCEPS DE M. TARNIER

COMME INSTRUMENT DE TRACTION

DES PROCÉDÉS DE LA NATURE.

Pour faire une appréciation parfaitement raisonnée d'un instrument de traction, il faut avant tout bien poser le problème de la descente de la tête, placer comme jalons quelques données incontestables, et enfin examiner avec soin les procédés par lesquels la nature arrive à cette solution.

1° Il s'agit d'engager un corps ovoïde irrégulier, d'une densité inégale dans ses différents points, et de lui faire parcourir un canal courbe, irrégulier, à parois inégalement extensibles, en faisant subir à ce corps le minimum de compression et en n'exerçant aussi que le minimum de pression contre les parois du canal ;

2° Les rapports de ce corps avec le canal dans les différents points de son parcours sont trop variables pour qu'il soit possible de tracer des règles certaines, mathématiques, sur le meilleur moyen de l'engager ;

3° Il n'y a qu'une seule chose fixe, invariable et applicable à tous les cas, c'est qu'il y a dans ce corps un point central également distant de tous les points opposés de sa circonférence, que ce point doit toujours être au centre du canal et que l'on doit considérer comme irrationnels' et dangereux tous les efforts qui tendraient à le rapprocher d'une des parois.

4° En conséquence, toutes les forces appliquées à ce corps doivent avoir pour caractère constant et invariable de passer toujours par ce centre auquel on donne en mécanique le nom de *centre de figure*, et d'être, autant que possible, perpendiculaires aux plans du canal, c'est-à-dire de s'exercer à peu près dans la direction de ses axes.

Voyons maintenant par quels procédés la nature se conforme à ce programme, et surtout rendons-nous un compte exact des moyens dont elle dispose.

Lorsque, obéissant aux efforts de l'utérus, la tête parcourt l'espace compris entre l'entrée du détroit supérieur et la vulve, elle exécute des mouvements de trois ordres :

Les premiers se produisent de haut en bas et d'arrière en avant, ce sont les véritables mouvements de translation ; ils sont sinon les plus importants, au moins les plus étendus ; ils doivent s'exécuter autour d'un axe fictif transversal traversant la tête dans sa partie moyenne ; ce n'est qu'à cette condition que l'ovoïde fœtal est maintenu dans la partie centrale du bassin, dans la ligne centrale des résistances du professeur Hubert, c'est à cette condition seulement qu'on obtient une répartition égale des pressions subies par les différents points de cette filière.

Les seconds mouvements quoique ne devant être considérés que comme des mouvements accessoires, jouent cependant un rôle de la plus haute importance ; c'est par eux que se produit la rotation par laquelle la tête met ses grands diamètres en rapport avec les grands diamètres du bassin dans lequel, grâce à cet admirable mécanisme, elle progresse comme une vis dans son écrou. Ces mouvements s'exécutent suivant un axe fictif longitudinal traversant aussi la tête dans sa partie moyenne où il croise à angle droit l'axe précédent.

Les troisièmes mouvements enfin, qui eux aussi ne sont que des mouvements accessoires n'en jouent pas moins un rôle capital, c'est par eux que se produisent les phénomènes de flexion et d'extension de la tête sur le tronc, ces mouvements doivent toujours s'exécuter sous l'influence d'une force qui, quelle que soit la position de la tête, la traverse dans le sens d'un de ses diamètres en passant par son centre où elle rencontre les axes précédents à leur point d'intersection, c'est-à-dire à ce point qui correspond au centre de figure de la tête.

Si l'on admire à bon droit l'immensité du résultat, il est une chose plus admirable encore, c'est la comparaison de l'excessive simplicité du moyen mis en œuvre avec l'apparente complication des effets obtenus.

Examinons donc par quel mécanisme aussi simple qu'ingénieux s'opèrent toutes ces transformations d'une force appliquée en un point unique et dans une direction unique :

La tête recevant son impulsion par l'intermédiaire du rachis qui la pousse au niveau du trou occipital, on peut par la pensée tracer une série de lignes traversant la base du crâne, passant par le milieu du trou occipital et aboutissant par chacune de leur extrémité à des points opposés de la circonférence crânienne ; chacune de ces lignes, dont on peut multiplier le nombre à l'infini, constitue un diamètre auquel il est impossible d'imposer un nom, mais qui n'est autre chose qu'un levier interpuissant dont chacune des extrémités peut tour à tour être le point d'appui et la résistance.

En effet lorsqu'une des extrémités de ces nombreux diamètres rencontre, dans un des points de la circonférence du bassin, une résistance qui l'empêche de descendre ou d'obliquer à droite ou à gauche, elle devient le point d'appui et la puissance fait progresser l'extrémité opposée jusqu'à ce que, arrêtée à son tour, elle redevienne le point d'appui pour laisser avancer celle que cette manœuvre vient de dégager.

Le problème se trouve ainsi résolu par la lubréfaction des surfaces de glissement et par l'action d'une force appliquée à la partie moyenne d'une série de leviers et par conséquent mobile à ce point d'application. Voyons comment le forceps de M. Tarnier réalise ces conditions.

DE L'ARTICULATION DES TIGES DE TRACTION DANS LE FORCEPS DE M. TARNIER.

Si l'idée de rendre l'action de l'accoucheur qui tire une tête analogue à celle de la nature qui la pousse n'avait pas encore été introduite dans la science, certainement, en brisant son forceps au point de l'application de la force, M. Tarnier aurait véritablement donné le signal d'une *ère nouvelle* en obstétrique ; mais il y a bientôt vingt ans que je combats pour la vulgarisation de cette idée, et M. Tarnier, avec la franchise et la loyauté de l'honnête homme et du véritable savant, s'empresse de m'attribuer une priorité que je me vois néanmoins forcé de réclamer, non pas vis-à-vis de notre honorable confrère, mais vis-à-vis de quelques partisans trop zélés qui ne paraissent pas même soupçonner les liens de parenté qui unissent le forceps de M. Tarnier et la méthode des tractions soutenues.

Au point de vue de la forme, le forceps de M. Tarnier a aussi un ancêtre, c'est celui de M. Hubert, qui avait si bien établi que pour tirer dans l'axe du bassin il fallait appliquer la force dans la continuité de cet axe, mais à qui il avait manqué de reconnaître les inconvénients de la tige rigide.

Faire des tiges de traction indépendantes des tiges de préhension est donc une excellente chose ; mais, dans le forceps de M. Tarnier, cette articulation est-elle bien placée au point exigé par les lois de la mécanique ?

L'organisateur de notre admirable machine n'avait pas seulement à assurer notre entrée dans ce monde, il devait loger dans la tête l'organe le plus important, le cerveau, il devait y placer les organes de l'ouïe, de la vue, de l'olfaction, du goût, il devait y ménager l'entrée des organes de la digestion et de la respiration et donner à ce tout si complexe l'aspect harmonieux de la forme ; il ne pouvait donc s'astreindre aux lois de la mécanique humaine, et cependant il ne s'en est que très-peu écarté ; c'est vers le trou occipital, c'est-à-dire vers le point le plus rapproché du centre de figure, qu'il a appliqué la force expulsive.

M. Tarnier n'était pas arrêté par ces difficultés, mais il s'en est créé d'un autre ordre et de plus grandes encore en articulant des tiges rigides avec des tiges rigides. Si l'on se pénètre bien de son plan on voit qu'il ne pouvait placer son articulation ailleurs qu'au point Z (pl. I, fig. 2), mais on voit aussi qu'il ne réalise que très-imparfaitement l'idéal rêvé par tout esprit judicieux, de laisser à la tête toute sa liberté.

Si la tête devait progresser dans un canal rectiligne représenté par les lignes ponctuées T O, l'action de l'instrument serait absolument irréprochable ; mais si elle doit se mouvoir dans un canal courbe dont l'entrée serait représentée par la ligne ponctuée GH, si elle doit avancer d'une manière inégale entre deux parois curvilignes, il est évident que c'est au point A que doit se placer l'articulation qui peut seule lui permettre d'exécuter librement ces mouvements. Il est évident qu'en articulant au point Z, M. Tarnier continue de tirer par une tige rigide d'une longueur assez considérable AZ et que, dans de certaines limites, il force la tête à suivre une direction rectiligne.

M. Tarnier a admis l'hypothèse que j'ai posée d'une tête saisie par le forceps et expulsée dans ces conditions par les seuls efforts utérins, et il admet, comme moi, que les extrémités des manches du forceps doivent décrire au dehors, en les agrandissant, les mêmes mouvements que décrit la tête à l'intérieur ; il a tracé avec la rigueur mathématique du compas cette ligne qu'il considère comme la reproduction exacte de l'axe curviligne du bassin. Quant à moi, pour qui cette liberté du forceps n'est pas une hypothèse et qui ai observé près d'un millier de fois cette évolution, je puis affirmer *de visu* que la ligne décrite par l'extrémité des manches est essentiellement capricieuse et irrégulière, que souvent ces manches se portent en arrière pour se relever plus tard, et quelquefois s'abaisser encore, comme la théorie l'indique, nonseulement à cause des irrégularités du bassin, mais aussi à cause des variétés de position de la tête. M. Tarnier sait mieux que personne que le dégagement des occipito-postérieures ne doit ressembler en rien à celui des occipito-pubiennes.

Dans tous les cas il est évident qu'une force même très-minime exercée à l'extrémité des manches doit suffire pour empêcher le bassin de rectifier les écarts de direction, et il faut y mettre la ténacité de M. Pajot pour soutenir qu'un accoucheur, en saisissant un forceps à un point quelconque de sa continuité,

ne met pas un obstacle absolu à cette rectification et ne se fait
pas le seul et despotique arbitre de la direction.

Jusqu'ici M. Tarnier ne s'est préoccupé que des mouvements
exécutés par la tête dans le sens des diamètres antéro-postérieurs
du bassin, il a, comme le font en général tous les accoucheurs,
presque complétement négligé les mouvements de rotation qui
ne figurent en aucune manière dans son tracé de la ligne par-
courue par les manches du forceps.

M. Fochier, appréciant dans le *Lyon médical* le nouveau forceps, a signalé ce *desideratum* qui, dit-il, est comblé par l'application de la méthode de M. Chassagny. M. Tarnier n'a pas cru
devoir laisser sans réponse une objection si sérieuse. Dans une
lettre adressée au *Lyon médical* il prétend que M. Fochier commet une erreur et que, lorsque l'on adaptera son forceps sur un
appareil de traction, on se servira nécessairement d'un lacs et
que ce lacs assurera aussi bien la rotation verticale de la tête que
celui de l'appareil de M. Chassagny.

Ici je me vois forcé de me séparer complétement de notre honorable confrère et j'affirme, qu'avec le point qu'il a choisi pour
placer ses lacs ou l'articulation de ses tiges rigides, il pourra,
grâce à son aiguille indicatrice, ne pas trop empêcher le forceps
de suivre dans le sens antéro-postérieur la courbure du bassin,
mais qu'il créera un obstacle absolu aux *grands* mouvements
de rotation.

Nous ne devons pas oublier que la tête se meut dans un canal
courbe et que les mouvements qu'elle exécute sur son axe longitudinal ne sont pas absolument ceux d'une vis dans son écrou,
ils se compliquent d'un mouvement de circumduction, d'un
mouvement de vilebrequin ; ce mouvement, très-étendu à l'extrémité des manches est déjà très-sensible en Z, au point d'attache
du forceps de M. Tarnier ; et une traction en ligne droite par
une force insérée à ce point doit nécessairement s'opposer à la
production d'un mouvement circulaire.

Du reste, dans le nouveau forceps il n'est question que d'une traction manuelle, avec laquelle les mouvements de rotation doivent, jusqu'à nouvel ordre, se produire avec la main, M. Tarnier voulant s'assurer par de futures expériences si, avec les tractions à la main, il est avantageux d'avoir un forceps qui donne à la tête la liberté complète de tourner autour de son axe vertical.

On comprend difficilement comment M. Tarnier construit non pas un forceps, mais des collections de forceps avant d'avoir résolu une question aussi capitale ; mais quelque ingénieuses que puissent être les expériences qu'il médite, elles ne seront jamais aussi concluantes que celles instituées chaque jour sous nos yeux par la nature. Lorsque, dans certains cas, nous voyons l'occiput se porter d'abord en arrière, puis changer brusquement de direction pour revenir sous le pubis, lorsque, dans d'autres, nous le voyons continuer sa marche pour constituer une position occipito-sacrée, ne devons-nous pas en conclure que ceux qui, comme M. Tarnier, veulent que l'art ramène toujours cette région sous le pubis, ne sauraient toujours avoir absolument raison, et que ceux qui veulent que l'on dégage en occipito-sacrée ne sauraient toujours avoir absolument tort.

J'ai le premier indiqué la véritable cause de ces différences : si au début du travail l'occiput tend à se porter en arrière, le plan antérieur de l'enfant étant en avant, il y a là ce que j'appelle « une occipito-postérieure normale » ; sous peine de torsion du cou l'occiput doit se dégager en arrière. Si au contraire, profitant de la liberté donnée par l'articulation atloïdo-axoïdienne, et obéissant à la direction que lui imprime le bassin la tête marche en s'écartant de ses rapports normaux avec le tronc, si l'occiput se dirige en arrière, le plan postérieur du tronc restant en avant, je dis qu'il y a une occipito-postérieure anormale ; et alors, ou par la nature ou par l'art, l'occiput doit être ramené en avant, sous peine d'amener infailliblement la mort de l'enfant et même de rendre l'accouchement absolument impossible.

En vain chercherait-on dans les auteurs une explication raisonnable de ces changements brusques de la direction de l'occiput, il est impossible de trouver dans les rapports respectifs de la tête et du bassin une seule condition permettant de comprendre comment une vis à droite peut devenir instantanément une vis à gauche et *vice versâ*.

C'est en vain qu'on prétendrait que le tronc et la tête font système, les articulations du cou rendent leurs mouvements aussi indépendants que le sont ceux d'une excentrique et d'un piston grâce à l'intermédiaire d'une bielle. J'ai pu maintes fois constater cette immobilité absolue du tronc pendant les mouvements de rotation produits par la nature ou par le forceps. Il est vrai que, dans l'intervalle des douleurs, les mouvements actifs du fœtus pourraient rétablir la régularité des rapports du tronc et de la tête, mais cette restitution est devenue tout à fait impossible lorsque la tête est assez descendue pour que les épaules aient commencé à s'engager et que leur diamètre bi-acromial se soit immobilisé dans les diamètres transverses du bassin.

Si ces préceptes donnés par la nature ne suffisaient pas pour convaincre M. Tarnier de la nécessité d'assurer à la tête une liberté plus complète encore que celle laissée par son forceps, il ne devrait conserver aucun doute après le jugement formulé en haut lieu sur son instrument.

M. Pajot, l'adversaire déclaré des machines, n'en comprend qu'une seule parfaitement rationnelle et permettant de suivre mathématiquement l'axe du bassin. D'après ce savant professeur, cet idéal serait réalisé par un forceps représentant un segment de cercle régulier et terminé par un rayon rigide venant pivoter autour d'un point fixe créé en dehors de la femme à une certaine distance du pubis.

En faisant la traction à l'extrémité manuelle à la naissance du rayon, le forceps, dit-il, suivra mathématiquement l'axe classique du bassin.

« En effet (je cite textuellement) le forceps ne peut incliner l'extrémité de ses cuillers ni en avant, ni en arrière, ni sur les côtés, le rayon inflexible, l'inflexibilité du forceps lui-même s'y opposent, joints à l'immobilité du bassin et du centre de rotation.

« Voilà les principes appliqués.

« Mais en dehors de l'*immobilité* du canal osseux, *de la fixité* absolue du centre et de l'*inflexibilité* des pièces instrumentales, je ne crains pas d'avancer que la recherche d'un instrument destiné à suivre mathématiquement l'axe du bassin est une chimère ». (Pajot, *Annales de gynécologie*, t. VII, p. 165.)

Il est impossible de faire une description plus claire et plus intelligible, même en l'absence du dessin par lequel l'éminent professeur a voulu consacrer ce chef-d'œuvre d'...obstétrique, qui résume si bien la manière dont il comprend l'action du forceps.

Ainsi il est bien entendu qu'il n'y a plus à rechercher quelle est la courbure du bassin, quelle est l'étendue du rayon qui l'engendre, puisque M. Pajot n'a pas jugé convenable de préciser à quelle distance du pubis il place son point fixe ; il est complétement inutile de savoir s'il existe un arc de Carus ou un autre, ou bien si, comme le prétendent les professeurs Fabri, de Bologne ; Hubert, de Louvain, et beaucoup d'autres accoucheurs, le bassin n'est pas constitué par deux portions de canal se réunissant sous un certain angle. Un coup de compas, le lit de Procuste est formé et tout est dit ; si le bassin n'a pas été fait au compas, tant pis pour lui.

Cette admirable mécanique constitue la plus éloquente et la plus complète profession de foi ; elle suffit mieux que tous les raisonnements à prouver de quel côté est la douceur obtenue par l'imitation rigoureuse des procédés de la nature, de quel côté se trouve la force *brutale, aveugle et inintelligente*.

Néanmoins M. Pajot n'a pas construit et ne conseille pas de construire sa mécanique qui serait, dit-il, aussi *encombrante* qu'inutile, car il lui est très-facile d'en imiter l'action. Il convient, il est vrai, qu'il ne tirera pas avec une aussi rigoureuse exactitude, mais il affirme que le bassin rectifiera les écarts qu'il pourrait commettre.

Certainement, si la tête cède au premier effort, on peut, avec un peu de tact et l'intelligence des doigts, sentir les mouvements que le bassin imprime à l'extrémité des manches et se faire intelligemment son complice ; mais cette sensation n'est perçue que dans les cas les plus simples pour lesquels tous les forceps sont bons, pour lesquels toutes les manœuvres sont inoffensives. Dans les dystocies sérieuses, lorsqu'il faut des efforts considérables pour ébranler la tête, la main ne perçoit rien et, surtout dans les conditions de rigidité créées par M. Pajot s'efforçant d'imiter sa mécanique, le bassin ne peut rien rectifier, pas plus qu'une planche ne rectifierait la manœuvre de celui qui, pour faire pénétrer une vis, l'enfoncerait à coups de marteau.

Cependant M. Pajot n'est pas sans avoir une certaine intuition des défectuosités de ses manœuvres, car personne plus que lui ne recommande d'être sobre dans l'application de la force, et il professe qu'après deux ou trois applications dans lesquelles la force de l'accoucheur n'aura pas même été employée tout entière, l'enfant, vivant ou non, doit être sacrifié ; ce qui n'empêche pas l'éminent professeur d'affirmer la perfection de l'ancien forceps et d'en être complétement satisfait aussi bien que les milliers d'élèves qui ont passé par son enseignement ?

Lorsqu'on arrive à de telles conclusions, il me semble qu'on devrait se croire astreint à quelques égards vis-à-vis des hommes de cœur qui ne s'arrogent pas le droit de disposer de la vie d'un enfant et qui, au nom de la raison et de l'humanité, s'efforcent de sortir de la barbarie et d'inaugurer pour la science une ère de civilisation. Peut-être aussi serait-il de bon goût de renoncer à ces plaisanteries surannées sur les inventeurs de leniceps, retroceps et autres *betoceps*, sur les accoucheurs de robe courte, etc.; elles peuvent égayer un jeune auditoire et fausser pour quelque temps son jugement, mais elles sont aussi impuissantes à enrayer le progrès qu'un fétu de paille à arrêter une locomotive.

DE LA SOLUTION DU PROBLÈME PAR LA MÉTHODE DES TRACTIONS SOUTENUES.

Je dois avant.tout me défendre de la prétention de tirer rigoureusement dans les axes du bassin; si j'ai bien exposé les principes généraux qui doivent servir de guide à l'accoucheur, on a dû comprendre que, tirer dans l'axe n'est qu'un des côtés et l'un des petits côtés de la question; si j'ai démontré combien il est impossible de diriger correctement la tête dans le bassin par l'intermédiaire d'une tige rigide, il doit être évident qu'il ne peut y avoir qu'une manière de résoudre le problème, c'est de laisser au bassin le rôle que lui a assigné la nature, de servir de guide à la tête; c'est de lui permettre de rectifier la traction avec le forceps comme il rectifie la propulsion dans l'accouchement naturel, et heureusement il nous est possible d'être supérieur même à la nature. Il nous suffira de mettre en pratique les données élémentaires dont nous venons d'acquérir la notion (1).

(1) Si, suivant l'expression de M. Pajot, le forceps à aiguille n'a pas trouvé son Sadowa, c'est que notre honorable confrère le docteur Tarnier n'a pas assez secoué la poussière de l'école. Après avoir adopté ce principe d'après lequel on peut tirer dans un sens pendant que le forceps se dirige dans un autre, il n'avait plus qu'un pas à faire pour lui attribuer sa véritable importance et reconnaître qu'il est à peu près indépendant de la traction suivant les axes, il lui était si facile de constater expérimentalement que, lorsque ses tiges de préhension s'écartent des tiges de traction, la résistance à vaincre n'est pas sensiblement augmentée, et qu'elle n'augmenterait que s'il s'opposait à cet écartement, s'il supprimait l'articulation.

Que son argumentation se borne donc désormais à démontrer la nécessité d'assurer au forceps cette liberté, et il n'aura pas de troisième sur le forceps à aiguille.

Pour moi qui ne laisserai pas égarer la discussion, je puis bien m'attendre à quelques injures qui, quelque transparentes qu'elles puissent être, ne sauraient m'atteindre, *Imbelle telum sine ictu*. Mais quant à une réponse scientifique, l'éminent professeur continuera de me la refuser, comme il m'a refusé l'autorisation de faire devant ses élèves la démonstration de la méthode des tractions, alors qu'à plusieurs reprises je lui en adressais la demande dans les termes les plus courtois et les plus confraternels.

Il est vrai que j'aurais eu à le remercier de son hospitalité, à le féliciter de son libéralisme, mais j'aurais éclairé son auditoire d'une lumière trop vive pour sa photophobie. Épaississons les bandeaux! éteignons les lumières!

La mécanique nous enseigne que toutes les forces qui solli-
citent les mouvements d'un corps doivent passer par son centre de
figure, mais s'il nous est impossible d'agir sur les manches d'un
forceps de manière à respecter cette loi, il est évident qu'il n'y a
qu'un seul moyen, c'est d'insérer la force à ce centre lui-même.
J'ai réalisé cette insertion en plaçant à chaque cuiller du forceps
une barre transversale qui passe à peu près au niveau du centre
de la tête (pl. II, fig. 1, 2 et 3) ; au milieu de cette barre s'attache
un lacs sur lequel s'exercent les tractions, c'est là ce qui constitue la partie essentielle, fondamentale, de la méthode des tractions soutenues, c'est cette insertion dont le professeur Robin,
rapporteur de la commission du prix de médecine et de chirurgie,
a fait magistralement ressortir les avantages, qui, du reste, ne
sont plus contestés que par quelques rares attardés de la routine ;
c'est elle qui, d'après M. Tarnier, laisse à la tête une mobilité
parfaite qui lui permet de suivre la courbure du bassin, avantage
considérable qui, dit-il, est réalisé par le forceps de M. Chassagny
mieux que par aucun autre instrument. (Tarnier, *Description
de deux nouveaux forceps*, p. 24.)

Grâce à cette liberté laissée au forceps et à la tête, j'ai vu dans
une foule de cas des occipito-iliaques postérieures se transformer
en occipito-pubiennes, les manches du forceps décrivant un arc
de cercle très-étendu et s'abaissant sur la cuisse opposée de la
malade, la concavité de l'instrument se dirigeant presque complétement en arrière au moment du dégagement.

Dans un cas unique où rien ne pouvait expliquer la dystocie,
une tête de grosseur moyenne étant engagée en première position
dans un bassin bien conformé, j'ai vu le dégagement se faire en
occipito-postérieure, et comme preuve irrécusable de l'exactitude
de l'explication que j'ai donnée et de la nécessité de laisser exécuter librement ces transformations, je pus constater que le plan
antérieur du tronc était en avant et qu'une position occipito-
antérieure anormale avait dû se transformer en occipito-postérieure normale, de même que dans les occipito-iliaques postérieures converties j'ai toujours observé que le plan postérieur était

en avant, et que la conversion avait eu pour résultat de restituer les rapports normaux de la tête et du tronc.

Il est de la plus haute importance d'établir une distinction entre les petits et les grands mouvements de rotation. Lorsque dans une occipito-cotyloïdienne ou une occipito-iliaque postérieure il ne s'agit que de ramener l'occiput ou le front sous le pubis, ce mouvement s'opère toujours invinciblement, quelle que soit la manœuvre par laquelle on tendrait à l'empêcher; mais lorsque l'occiput est sollicité, d'un côté par les plans du bassin qui le dirigent en arrière et de l'autre par la torsion du cou qui tend à le ramener en avant, ce n'est qu'avec la liberté la plus complète qu'il pourra reprendre cette direction. M. Tarnier, qui a fait avec des moufles des tractions sur des lacs attachés à la partie inférieure des fenêtres, ne s'est jamais mis dans les conditions nécessaires pour voir ces transformations, et il ne les verra jamais, même avec la modification qu'il a apportée à la fenêtre de son nouveau forceps pour se placer dans la direction de l'axe. En vain dit-il qu'il a cent moyens de permettre cette rotation lorsque la nécessité lui en sera démontrée, il n'en a pas deux, il n'en a qu'un seul, c'est d'arriver à celui dont il a lui-même proclamé la supériorité, c'est d'insérer sa force au centre de figure.

DE LA FORCE MANUELLE ET DE LA FORCE MÉCANIQUE.

Après avoir ainsi réalisé le point d'attache véritablement rationnel, on peut tirer sur les lacs avec la main, comme le conseillent quelques confrères dont le jugement fait autorité, ou agir sur eux par l'intermédiaire d'une machine; c'est à ce dernier moyen que je me suis arrêté, et il ne me sera pas difficile d'en démontrer la supériorité.

Les efforts de traction n'ont pas seulement pour but d'entraîner la tête, ils doivent en favoriser la réduction et cet effet s'obtient bien mieux avec les efforts soutenus et permanents d'une machine qu'avec les oscillations inséparables de la force manuelle. Dans une nouvelle et prochaine édition de mon traité de la traction soutenue je démontrerai expérimentalement qu'un même corps soumis à une même pression est extrait par la traction mécanique *exercée par l'intermédiaire des lacs* avec une somme d'efforts beaucoup moins considérable que par la traction manuelle qui, en raison de ses variations, s'élève à certains moments à un chiffre beaucoup plus considérable, mais qui n'a pas ce caractère de permanence, grâce auquel chaque millimètre gagné reste définitivement acquis.

Cependant, et malgré une apparence de contradiction, je dois protester contre cette erreur, généralement admise, qu'avec une traction bien faite, répartissant exactement les pressions sur tous les points du bassin, l'accoucheur doit dépenser moins d'efforts qu'avec des tractions exercées dans une mauvaise direction sur les manches d'un forceps ; c'est le contraire qui a lieu, car avec le forceps on multiplie sa force dans des proportions considérables en en faisant un levier ; avec les lacs au contraire, pour peu qu'il s'agisse d'une dystocie un peu sérieuse, la force d'un homme serait le plus souvent insuffisante ; personne, en effet, n'est capable de soutenir pendant cinq, dix ou quinze minutes l'effort de 30, 40, 50 kilogrammes, qui est quelquefois produit d'une manière tout à fait inoffensive par l'intermédiaire de la force mécanique.

La traction manuelle exercée sur les lacs a encore un autre inconvénient des plus sérieux : rien ne prévient l'accoucheur que la tête est ébranlée et, grâce à la vitesse acquise contre laquelle il lui est impossible de réagir, il serait exposé à lui faire franchir brusquement les parties molles en y produisant les plus graves désordres.

DU POINT D'APPUI ET DE LA DIRECTION DE LA FORCE.

Pendant très-longtemps j'ai fait reposer la méthode des tractions soutenues sur ces deux données principales : 1° que lorsque le forceps était attaché à un point correspondant au centre de figure, la tête suivait la direction de la filière du bassin et non celle que tendait à lui imprimer l'accoucheur ; 2° qu'une traction exercée en dehors des axes, pourvu que l'écart ne dépassât pas 45 degrés, n'empêchait pas le bassin de remplir sûrement ses fonctions de rectificateur et que les pressions qu'il subissait n'étaient pas aggravées d'une manière appréciable.

En conséquence de ces données, j'avais adopté un point d'appui immuable et une direction invariable depuis le commencement jusqu'à la fin de l'opération ; j'établissais ainsi une moyenne, je tirais dans une direction un peu vicieuse au début, d'une manière irréprochable au milieu de l'opération, et ma traction redevenait un peu vicieuse à la fin. Pour cela mon point d'appui était pris à la partie moyenne d'un arc métallique appuyé sur la face antérieure des genoux.

Au point de vue du mécanisme de l'opération, cette manière d'agir était absolument irréprochable et je ne l'aurais certainement pas modifiée, si je n'avais pas reconnu certaines difficultés de l'installer toujours d'une manière convenable, et de trouver dans toutes les maisons un appareil de literie et des chaises ayant entre eux les rapports de hauteur nécessaires pour placer les cuisses et les jambes dans la position, qui, seule, peut fournir à l'appareil un point d'appui solide et invariable.

J'ai donc renoncé au point d'appui sur les genoux pour le prendre à l'extrémité d'une plaque métallique présentant la courbure de la région sacrée, et sur laquelle la malade est assise (pl. II). Avec ce nouveau point d'appui, j'ai pu donner satisfaction complète à ceux qui me reprochaient de ne pas tirer dans la direction des axes du bassin, et j'ai pu changer cette direction suivant les différentes phases de l'opération.

La tige du tracteur s'articule au point E, elle pivote autour d'une portion de roue dentée sur laquelle elle se fixe dans des positions différentes, comme on le voit fig. 1, 2 et 3 et, ainsi qu'il est expliqué dans la légende de la planche, l'opérateur n'a qu'à connaître l'angle JCH et à placer toujours son tracteur dans la position où les cordons de traction sont dans ces rapports avec les manches du forceps, pour être certain de tirer aussi approximativement que possible dans la direction des axes du bassin.

Cet appareil a été décrit avec une planche à l'appui dans le *Lyon médical*, numéro du 3 octobre 1875 ; il avait été antérieurement présenté à la Société des sciences médicales ; exécuté depuis plusieurs mois, il avait déjà fait ses preuves cliniques dans les commencements de l'année 1875 (1).

Il est à regretter que notre honorable confrère le docteur Tarnier n'ait pas eu connaissance de ce document, il ne me re-

(1) M. le docteur Pros, de la Rochelle, a cru devoir, au sujet de ces changements dans la direction de traction, introduire une réclamation de priorité.

Je reproduis la lettre publiée dans le *Bulletin de Thérapeutique* par notre honorable confrère, ainsi que la réponse que j'ai dû lui adresser :

« A M. DUJARDIN-BEAUMETZ, secrétaire de la rédaction.

« De même que Joulin s'est vu obligé de réclamer, pour lui, la priorité de l'aide-forceps qu'il présenta en 1861 à l'Académie de médecine, aide-forceps dont l'instrument de M. Chassagny n'était alors qu'un perfectionnement plus ou moins heureux ; de même je réclame, pour moi, contre le même M. Chassagny, la priorité des moyens pouvant résoudre, d'une manière très-acceptable, le problème des tractions instrumentales appliquées à l'obstétrique humaine.

« Dans le dernier numéro du *Bulletin*, M. Chassagny semble vouloir revendiquer, à son profit, l'idée première de la tige mobile de mon appareil obstétrical, laquelle ne prend pas son point d'appui sur la femme. Si M. Chassagny a voulu s'approprier le mérite des perfectionnements que j'ai apportés aux tracteurs obstétricaux, je lui en refuse le droit. Non-seulement j'ai présenté, le 11 août 1874 (voir t. LXXXVII, p. 512), un appareil à tractions mobiles et continues ; mais encore le 16 du même mois et de la même année, j'ai pris un brevet d'invention pour cet appareil. A ceux qui trouveraient à redire sur pareille précaution de ma part, je répondrais que si, en 1747, Levret, lui-même, n'avait pas agi comme je l'ai fait, ce n'est pas à lui, mais à Smellie qu'aurait été, cinq ans plus tard, attribuée la gloire qu'avait eue le célèbre accoucheur français de donner à son forceps une forme qui a servi de modèle à tous les instruments du même genre, inventés depuis.

« Dr G. PROS. »

La Rochelle, 22 mai 1877.

Voici la réponse que j'ai adressée à M. Pros :

« A M. DUJARDIN-BEAUMETZ, secrétaire de la rédaction.

« Le docteur Pros (de la Rochelle) a formulé contre moi, dans le dernier numéro du *Bulletin de Thérapeutique*, une réclamation de priorité à la-

procherait pas dans son mémoire de manquer d'une *aiguille indicatrice*, et il se serait certainement empressé de reconnaître mes titres à la priorité de l'idée d'établir ce qu'il appelle improprement une *aiguille*, ce qui techniquement doit être désigné sous le nom de *repère*.

L'appareil que je présentai, en 1875, à la Société des sciences médicales a été exécuté depuis d'une manière plus correcte par M. Collin ; je dois à la patience, à l'habileté de cet intelligent

quelle je dois deux réponses : l'une s'adressera à l'inventeur *breveté* et l'autre à l'accoucheur.

« Au premier, je dirai qu'il n'y a aucune analogie entre la plaque métallique sur laquelle repose ma malade et la planche de 60 ou 70 centimètres carrés que j'ai vue à la clinique de M. Depaul, qu'il n'y en a aucune entre la roue dentée par laquelle je fixe mon appareil de traction dans ses diverses positions et ce que M. Pros appelle sa *martingale*. J'attends donc avec le plus grand calme le procès en contrefaçon dont je pourrais être menacé.

« A l'accoucheur, je dirai que, s'il est une idée féconde, utile, et à la priorité de laquelle on puisse attacher un certain prix, c'est celle qui consiste à changer la direction de la force d'après des données certaines, d'après des repères mathématiques ; cette idée n'a rien de commun avec des changements qu'un accoucheur apporte à la direction d'une force insérée brutalement à l'extrémité d'un levier qu'il élève ou abaisse au hasard, sans guide, sans boussole et d'après des idées plus ou moins bien préconçues.

« Quant au moyen mécanique d'opérer ces changements de direction, M. Pros m'accordera peut-être que j'aurais pu, sans trop de peine, m'élever jusqu'à l'idée de faire tourner une tige autour d'un point fixe, ou, au besoin, l'emprunter à l'un de ces nombreux engins que notre honorable confrère a pu, mieux que personne, voir fonctionner dans nos ports ; mais je n'éprouve aucun embarras à reconnaître que je l'ai réellement emprunté à M. Pros, qui, le premier et *avant moi*, l'a introduit dans la pratique obstétricale.

« J'ajouterai que j'ai été fortement tenté de prendre l'initiative de cette déclaration, et que si je ne l'ai pas fait, c'est que j'aurais été naturellement conduit à examiner les procédés de M. Pros, et à blâmer l'hérésie de mécanique ordinaire et de mécanique obstétricale qu'il commet en attachant son forceps à l'extrémité des manches, et à exprimer le regret de le rencontrer parmi les défenseurs compromettants des tractions mécaniques.

« Ce n'est pas tout ; pour se poser en victime d'un confrère malhonnête et coutumier de plagiat, M. Pros se compare à Joulin, qui aurait, dit-il, été obligé de réclamer, pour lui et contre moi, la priorité de l'aide-forceps.

« Je ne saurais mieux faire que de charger M. Joulin lui-même de la réponse :

« Quelques confrères de Paris ont attribué la priorité de l'idée à

fabricant de n'avoir reculé devant aucun tâtonnement, aucune retouche, aucune modification, même radicale, pour amener cet instrument à l'état de perfection qu'il a atteint aujourd'hui. Léger, portatif, élégant même, il a subi victorieusement un certain nombre d'épreuves cliniques, et je suis heureux de saisir cette première occasion de témoigner toute ma satisfaction à mon habile et dévoué collaborateur.

« M. Chassagny ; ils ont dit vrai sans s'en douter, car j'étais seul en me-
« sure de les éclairer et ils ne m'ont point consulté. En effet, lorsque
« M. Chassagny est venu à Paris montrer son instrument, qui était entiè-
« rement inconnu, si ce n'est à Lyon, et dont personnellement j'ignorais
« absolument l'existence, le mien était fait, puisque j'ai pu en faire les hon-
« neurs à mon confrère de Lyon. Cependant je dois dire que le premier
« document qu'il puisse invoquer remonte au mois de *mai* 1860, tandis que
« mon premier document remonte seulement au mois d'*octobre* de la
« même année. » (Joulin, *Sur l'emploi de la force en obstétrique*. Paris,
1876.)

« Dr CHASSAGNY. »

Paris, le 10 juin 1877.

Paris. — Typographie A. HENNUYER, rue d'Arcet, 7.

www.ingramcontent.com/pod-product-compliance
Ingram Content Group UK Ltd.
Pitfield, Milton Keynes, MK11 3LW, UK
UKHW021646090726
13657UKWH00004B/1787